誰も教えてくれなかった
患者さんの心をつかむ
デンタル
コミュニケーション
メソッド

ほほえみ歯科クリニック理事長
杉岡 英明 著

㈱クオリティ・アンド・バリュー代表取締役
熊倉 百音子 著

DENTAL COMMUNICATION METHOD

医歯薬出版株式会社

This book is originally published in Japanese
under the title of :

DARE-MO OSHIETEKURENAKATTA
KANJASAN NO KOKORO WO TSUKAMU DENTALU KOMYUNIKĒSHON MESODDO

(Secrets of Dental Communication methods– The Best way to your
Patient's Heart)

Editor :
SUGIOKA, Hideaki
   Hohoemi Dental Clinic
KUMAKURA, Motoko
   Quality & Value Consulting Corporation

© 2016 1st ed.

ISHIYAKU PUBLISHERS, INC.
   7-10, Honkomagome 1 chome, Bunkyo-ku,
   Tokyo 113-8612, Japan

はじめに 「人にとって"より良くなる"を目指した歯科医療を」

　私が歯科クリニックを開業して20年経ち，その間に歯科医療の在り方もずいぶん変わってきました．「キュアからケアへ」，「インフォームドコンセント」，「EBMからNBMへ」といった時代の流れが「歯を削る」だけではない，その人全体を診る，いわゆる全人的医療の波が歯科医療にも確実に押し寄せていると感じます．

　人は本来，「より良くなりたい」という根源的な欲求があります．
　これはさまざまな心理学分野でいわれていることですが，たとえばアドラー心理学では「理想の状態を追求したい」「向上したい」という欲求が人間に普遍的に備わっているとされています．あるいは，人間性心理学のマズローは欲求5段階説のなかで，「人は最終的には自己実現に向かっていく」としています．

　何かを望みそれに向かって行動することは，人として生まれたときから組み込まれたプログラムなのかもしれません．ちょっと飛躍するかもしれませんが，これを歯科医療の観点で考えると，「歯の痛みをとる」「穴のあいた歯を埋める」だけでは患者さんの「より良くなりたい」，「より健康になりたい」を満たすことにはならないでしょう．

　私が歯科医師として働き始めた約30年前，現在の医療水準に繋がる新しい考え方や治療技術がこれまでの考え方にとって変わりつつある時代でした．
　とはいえ，実際の治療の現場では，保存治療や補綴治療の後，「はい，これでむし歯の治療は終わりです」としていたように思います．ひたすら歯を削り，歯を抜くことを繰り返していると，「いったい自分は患者さんの歯を治しているのか，壊しているのかわからなくなる」ようなジレンマを感じるようになったものです．
　「"治す"ってどういうことなのだろうか？」
　「"健康"ってどのような状態をいうのだろうか？」
　「患者さんは満足して帰ったのだろうか？」
　医療に対する素朴な疑問が沸きあがってきたのです．
　そうした悶々とした日々の臨床のなかで，徐々に，医療とは究極的には人と人との人間関係，あるいはコミュニケーションなのではないかと思うようになりました．それからいろいろな分野の人とのつながりや人間関係のなかでコミュニケーションを学び，それを歯科のなかに取り入れようとして試行錯誤してきました．

もちろん，これまでの外科的あるいは補綴的処置が中心の治療を否定するものではありません．より先進的な研究がなされ，進歩していく分野と考えます．ただ，「より健康になりたい」という患者さんの根源的な欲求を満たすことが歯科医療のもうひとつの在り方をつくりだすのではないでしょうか．そのことを歯科医師自らが啓蒙していくことが今後は必要ではないかと私は考えています．

　さて一方，う蝕や歯周病の原因は生活習慣によるものが大きいことは歯科の世界のみならず一般社会でも常識になってきました．こうした変化が歯科医療のミッションを変えつつあります．
　新しい分野であるカウンセリングやコーチングといった「NBM」に基づいた医療を提供できることが歯科医療にも求められるようになっています．今後は「歯を治す」治療とともに，「より健康になる」ことに応えられる歯科医師やデンタルスタッフが一層増えていくことになるでしょう．とはいえ，最終的に責任をもって患者さんの口腔内を診るのは歯科医師です．患者さんとより深く話をすることができる歯科医師の存在が患者さん自身の「より良くなりたい」という意欲を引き出すことに繋がります．
　加えて，現代の社会では身体のみならず，心の病が問題となっています．厚生労働省の調査でも精神疾患の患者数は，2011年（平成23年）で320万人を超え，年々増加傾向にあります．来院患者さんのなかにもうつやパニック障害などの理由で通院中，あるいは薬を服用中の方が明らかに増えてきたように感じます．歯科治療に対するクレームやモンスターペイシェントも増加の一途のようです．これら多くの問題も人と人とのコミュニケーションが大きく関わっています．
　こうした世の中の状況の変化によって，私たち歯科医師もより良いサービスとしてのコミュニケーション技術を含めた歯科医療を患者さんに提供できることが求められていると感じます．そのようななかで患者さんが求めているのは，歯を上手に削れる歯科医師だけではなく，「より健康になる」ための"健康プロモーター"としての歯科医師であり，医療サービスとなってくるでしょう．

本書は，この 20 年の間に私自身が試行錯誤しながら実際に臨床の場で使ってきたコミュニケーション手法の手引きであり，わかりやすいハウツー本としてまとめました．

　すでに臨床経験を積んだ歯科医師には，自分のコミュニケーション方法をより客観的・理論的に理解することで「何がうまくいっているのか」を知り，その結果，再現性を高めることができます．そして臨床経験の浅い歯科医師には，より短期間にかつ効果的にその方法論を手に入れることを目指しています．

　患者さんとの「良好かつ継続的な信頼関係を構築したい」という Win-Win の関係を望む臨床歯科医師向けの本として活用していただければ幸いです．

2016 年 7 月

杉岡　英明

誰も教えてくれなかった

患者さんの心をつかむ
デンタルコミュニケーションメソッド
目次

Method-1　なぜ歯科医院にこそコミュニケーションなのか？

コミュニケーションは言葉や思いのキャッチボール………………………… 2

コミュニケーションは言語だけではない………………………………………… 4

歯科医療の「ニーズ」と「ウォンツ」…………………………………………… 4

患者さんがあなたの歯科医院に来院している理由………………………… 5

人が心を開く瞬間…………………………………………………………………… 7

Method-2　コミュニケーションギャップが起こるとき
　　　　　　　　～脳の使い方の3つの違い

伝えているのに，伝わらないのはなぜ？……………………………………… 10

夏休みの思い出～頭に浮かぶのは？…………………………………………… 10

私たちは五感を使って認知している…………………………………………… 11

V・A・Kの違いはコミュニケーションパターンの違い　……………… 15

代表システムの違いを歯科医療に活かす…………………………………… 17

　事例　視覚（V）優位の患者さんの場合 ………………………………… 17

　　　　聴覚（A）優位の患者さんの場合 ………………………………… 19

　　　　体感覚（K）優位の患者さんの場合 ……………………………… 19

Method-3　メタモデルの質問
　　　　　　　　～言葉によるコミュニケーションの不完全さを補う質問

質問はわかりあうための大事なプロセス…………………………………… 22

地図と実際の土地の違い……………………………………………………… 23

ほどよい「省略」がわかりやすさにつながる……………………………… 23

見やすさのための「歪曲」…………………………………………………… 24

誰にでも起こる「脳内アレンジ」…………………………………………… 25

メタモデルは言葉のコミュニケーションの不完全さを補う……………… 25

歯科医療の現場ではこう使う………………………………………………… 26

省略　26／歪曲　27／一般化　28

メタモデルの質問をするときには配慮をもって…………………………… 28

Method-4 信頼関係の築き方
～ラポールが患者さんの心を開く

人が五感で感じとるもの……………………………………………………… 32

コミュニケーションはラポールに始まりラポールに終わる……………… 33

患者さんが医療従事者に安心・安全を感じやすい距離・位置・姿勢……… 34

椅子に座ったときの姿勢……………………………………………………… 37

患者さんの非言語の情報を観察する………………………………………… 38

ラポールのスキルを実践してみましょう…………………………………… 39

　言語情報で合わせる～① 話の内容を合わせる　…………………… 40

　言語情報で合わせる～② バックトラッキングで合わせる　……… 41

　非言語情報で合わせる～① ミラーリングで合わせる　…………… 42

　非言語情報で合わせる～② 話し方を合わせる　…………………… 43

コミュニケーションはまず受けとる………………………………………… 44

できていることに注目し，認める…………………………………………… 45

褒めるポイントはどこにでもある…………………………………………… 46

患者さんへの伝え方…………………………………………………………… 47

さらなるラポールのために…………………………………………………… 48

ビジョンを共有する～持続的・継続的受診のために……………………… 51

Interview 歯科のミライを語る！
ラポール～"2025年問題"への架け橋

Design ／ solo　Illustration ／サンゴ

Method 1

なぜ歯科医院にこそ
コミュニケーションなのか？

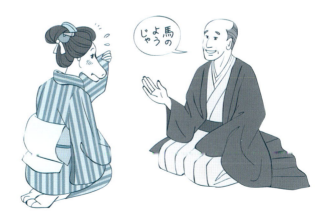

Method-1

なぜ歯科医院にこそコミュニケーションなのか？

　歯科医療において，今もっとも求められているのが良好なコミュニケーションであるというのが私の考えです．

　"コミュニケーション"という言葉はさまざまな意味あいをもっています．

　「社会生活を営む人間が互いに意思や感情，思考を伝達しあうこと」

　「動物同士の間で行われる，身振り音声などによる情報伝達」

　などがあげられますが，ここでは情報の伝達と感情の通じあいという2つの役割がある，としておきましょう．

　その2つを人と人との間でキャッチボールすることで，相手との関係性を深めることがコミュニケーションの目的です．

コミュニケーションは言葉や思いのキャッチボール

　ボールを投げる．

　相手がしっかりキャッチする．

　ボールが返ってくる．

　自分と相手の間でリズミカルにボールが行き来すると気持ちがよいものです．スパン！スパン！と自分のミットにボールが収まる心地よい感覚は，キャッチボールをやったことがある人ならわかるでしょう．

　キャッチボールの気持ちのよいやりとりは，コミュニケーションがうまくとれるさまに似ています．

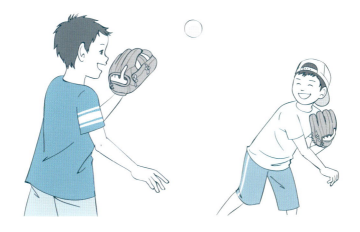

　自分が話した言葉が相手にすっと収まる．
　相手の思いや意図も腑に落ちる．

　スムーズなやりとりは互いの信頼感や安心感にも繋がります．
　逆に，「あれ？通じてないな」という感覚は互いにストレスになるものです．
　相手の反応，すなわち表情や態度を見ていれば自分の言ったことが通じているのか，通じていないのかはわかります．
　重要なのは相手の反応です．
　自分が懸命に言葉を尽くして話したとしても，相手が難しい表情をしていたり，首を傾げたり，あるいは無表情で反応がない…
　先ほどのキャッチボールの例でいえば，相手はボールを何度も取り損ねて困っている…そんな状態です．
　逆に，「うん，うん」と頷きながら身を乗り出して会話に乗ってくる，こうした反応は一目瞭然でうまくいっているコミュニケーションの典型です．
　相手が構えたミットの中に，あなたが投げたボールがスパン！と収

まっているといえるでしょう.

このように，コミュニケーションの上手なキャッチボールを成功させるためには，相手の反応をよく見ることが大事になってきます.

コミュニケーションは言語だけではない

喜んでいる
困っている
ショックを受けている
興味をもっている ・・・

相手の感情や思いは実は言葉に出さなくともわかるものです.

玄関先で「ただいま」というその一言で，子どもの声音や雰囲気の違いを一瞬にして聞き分けるお母さんなどはその典型でしょう．何も話していないうちから「今日，学校で何かあったの？」と親に聞かれた子ども時代の記憶をもっている人は多いのではないでしょうか.

私たちは相手が発した言葉（言語情報）のほかに，雰囲気や表情，態度（非言語情報）を感じとり，総合して相手の本意を感じとることができるようです.

歯科医療においても同様で，患者さんが言葉にしていることはもちろんですが，言葉にならないメッセージを汲みとることもコミュニケーションの大事な要素であると私は思っています.

歯科医療の「ニーズ」と「ウォンツ」

歯科医師と患者さんとの間でコミュニケーションがとれることで，患

者さんの表面的な問題（例：歯が痛い，ブラッシングすると出血するなど）を解決するだけでなく，潜在的な欲求（例：口腔状態をキレイにしていたい，未来の自分の歯を守りたいなど）を満たすことに関わる可能性が増えてくる … これは私の20年の臨床経験からの実感です．

　そしてこれは，ビジネス・マーケティングにおけるニーズとウォンツの考え方と同じです．

　まずは歯を治すという患者さんの「必要性（ニーズ）」を満たす．

　さらにその先にある患者さんの本当に望む「欲求（ウォンツ）」を見出し，未来を共有するパートナーになることで，良好で継続的な関係性を築くことができます．

患者さんがあなたの歯科医院に来院している理由

　久しぶりに歯科医院を訪れる際，患者さんは「前に通ったことのある歯科医院にしようか，それとも別の歯科医院に行ってみようか」と悩むものでしょう．

　「前医に通うことをやめよう」と思う理由と同様に「この歯科医院に行こう」と決めた理由も必ずあります．

　患者さんは歯を治すことだけを目的にしているとは限りません．

　少し乱暴な言い方をすれば，歯を治す目的だけを満たしたいのであれば，患者さんは自宅や勤務先から一番近くて便利な歯科医院に行けばいいことです．

　でも，そうはしなかった … 自宅からも勤務先からも遠いあなたの歯科医院を選んだ．

　それは，来院した患者さん1人ひとりに，あなたの歯科医院をわざわざ選んで来た理由があるからなのです．

問診票からはわからない本当の来院理由を知ることも，患者さんの本意を共有するうえで大事なことなのです．

　これもニーズとウォンツを知ることに繋がります．

●前医に「めちゃくちゃにされた」と語った患者Aさん

　「1年前から奥歯に穴が開いて，だんだん大きくなってきた．痛みはないが気になってきたので」というのがAさんの主訴．

　1年前から穴があったことに気づいていたのに，歯科医院に行っていなかったことと「前医にめちゃくちゃにされた」という言葉を患者さんがつぶやいたことが気になりました．

　奥さんやその友人の話のなかで「きちんと話を聴いてくれる歯医者さん」と聞いて，重い腰を上げて，当医院に来てくださったようです．

　臨床を始めたばかりの私であったなら，「では，口の中を見せてください」とすぐに治療に入っていたと思います．

　しかし，以前の治療方法や歯科医師に対して不信感や不満をもっている患者さんについては，初診時には患者さんの本音を聞き出し，受けとめることを最優先にします．

　この患者さんにとって「歯の穴を埋めること」が表面的なニーズなのですが，根底にある前医に対する不信感や不満感を払拭することが潜在的なウォンツを満たすことになります．

　患者さんのストーリーをきちんと受け止めることで安心・安全の感覚が患者さんに生まれます．

　患者さんに安心・安全の感覚が生まれれば，治療の内容に関して希望や疑問点を卒直に話してくださるようになります．結果的に治療時間の短縮やトラブルを避けることにも繋がっているようです．

人が心を開く瞬間

こんな話があります．300年以上前の京都の漢方医の話です．

「一条町の絹商の娘が癇癪になって，父親が何人もの医師に往診を頼んで診てもらったが，診察をも拒むというのでほとほと困り抜いていた．そこで，とうとう当今随一の名医山脇東洋先生の往診をお願いしたところ，どうしたことか，娘は全く従順に診察を受けたというのだ．父親が驚いて東洋先生に今までのいきさつを話すと，東洋先生笑っていわれた．部屋に入るや否やお嬢さん，"顔が長くて恥ずかしい"というのさ．これまでの先生がたは皆"いやいや，全然長くありませんよ"などというもんだから，ますます"厭だ，厭だ"という訳さ．私は"ああ長い，長い．馬の顔を見ているみたいな気になるな"といったから，何となくお嬢さんの気がおちつかれて，すなおに診察に応じた訳さ．そのへんのコツなんだなぁ…とのこと．その後，娘は順調な経過をたどって全治されたとのことである」

（漢方薬PR誌『漢方医学』より）

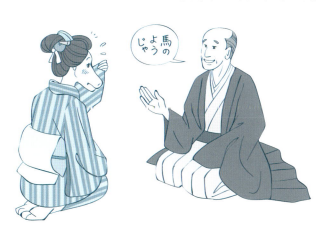

名医と凡医の差はコミュニケーションのコツを身につけているか否かにあるといわれることもあります．

　「この先生のいうことなら信じられる」

　「この先生にはお任せしてみよう」

　患者さんにそう思ってもらえたらどうでしょう？

　そんな関係性を患者さんと歯科医師をはじめとする医療従事者との間につくりだすことこそ，私が考えるコミュニケーションの本質です．

　言葉だけでなく，感情を通じ合わせること．

　コミュニケーションにはコツやテクニックがあるというと語弊を生みそうですが，人に好かれる，信頼されるには黄金律のようなものが確かにあるのです．

　　「さらば，すべて人にせられんと思うことは，人にも又，そのごとくせよ」

（『マタイ伝福音書』第7章より）

　　「己の欲せざるところ，人に施すことなかれ」

（孔子『論語顔淵』より）

　こうした人間関係づくりの原理原則は，古来からの教えとして連綿と私たちへと伝わってきたものです．

　現代においては心理学やコミュニケーション学として分析され，私たちにより明確に良好な人間関係づくりの手順を教えてくれています．

　そうした手順に必要な方法やスキルを Method 2 以降でお伝えしていきます．

Method 2

コミュニケーションギャップが起こるとき
〜脳の使い方の3つの違い

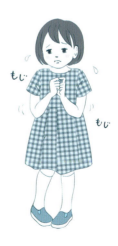

Method-2

コミュニケーションギャップが起こるとき
〜脳の使い方の 3 つの違い

伝えているのに，伝わらないのはなぜ？

　コミュニケーションを学ぶ以前の私は，患者さんに対して「症状の説明やこれから行う治療の説明が伝わらないな」と何度も思ったものです．

　「エックス線写真を一緒に見ながら話をしているのに…」

　「詳細に丁寧に，時間をかけて説明しているのに…」

　そのうちに，「この人，本当にちゃんと話を聴いているのか？」と私のほうが患者さんに対して思わずイラッとしてしまうケースもありました．説明する側としては，できる限り丁寧に説明している意識があるだけに，患者さんからこちらが望むような反応が返ってこないとがっかりするものです．

　これこそがコミュニケーションギャップとよばれる現象です．コミュニケーションギャップがどのようにして起こるかについて，考えてみましょう．

夏休みの思い出〜頭に浮かぶのは？

　「夏休みの思い出は何ですか？」

　このように聞かれたときに，あなたがパッと頭に浮かぶのはどのようなことですか？

　「強い日差しにキラキラしている海の光景」

　「40 日間」

　「河原の花火の匂い」

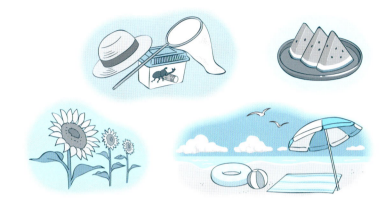

など,人によって思い出すものはさまざまでしょう.

これは五感を使った認知システムの違いによるものだという考え方があります.

「強い日差しにキラキラしている海の光景」や「雑木林の中で捕まえたカブトムシ」は目で見た情報＝視覚を記憶しています.一方,「40日間」「海水浴で遊ぶ子どもの声」は耳で聞いた情報＝聴覚情報です.そして,「河原の花火の匂い」や「海に入ったときのひんやりした感覚」「すいかの味」は臭覚や触覚,味覚情報＝体感覚で記憶しているのです.この視覚・聴覚・体感覚でそれぞれに捉え,記憶し,考える脳の働きのことを代表システムとよび,コミュニケーションの違いとして研究されています.

私たちは五感を使って認知している

私たちは外界からの情報（体験）を身体の感覚器を通して知覚し,それに対応する脳の感覚システムで情報を処理しています.感覚器とは具体的には目,鼻,耳,口,皮膚です.感覚器を使って情報処理をするこ

とを「五感を使う」と表現しますが，まさに私たちは五感を使い，さまざまなものを見て（＝視覚），聴いて（＝聴覚），匂い，味わい，そして触れる（＝体感覚：味覚・臭覚・触覚を総称しています）ことがトリガーとなって脳で考えることができるわけです．この一連の脳の働きを代表システムとよびます．

　代表システムは主に視覚（Visual），聴覚（Auditory），体感覚（Kinesthetic）の3種類に分けられ，英語の頭文字をとって「V・A・K」とよばれます．

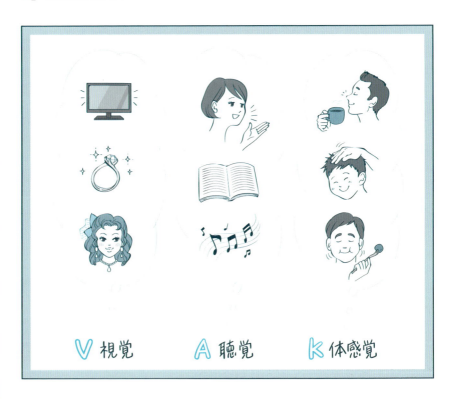

　代表システムの一連の過程を詳しく研究したところ，私たちは五感のすべてを使っていますが，人によってそれぞれ特有の傾向があることがわかっています．

それでは身近な例で皆さんにも考えていただきましょう．

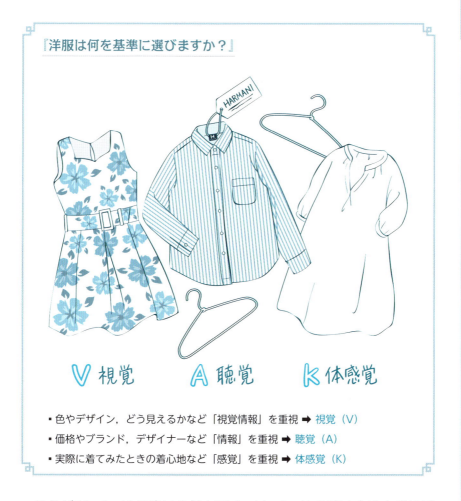

『洋服は何を基準に選びますか？』

Ⓥ 視覚　　Ⓐ 聴覚　　Ⓚ 体感覚

- 色やデザイン，どう見えるかなど「視覚情報」を重視 ➡ 視覚（V）
- 価格やブランド，デザイナーなど「情報」を重視 ➡ 聴覚（A）
- 実際に着てみたときの着心地など「感覚」を重視 ➡ 体感覚（K）

　これが V・A・K の違いの傾向です．V・A・K の使い方は人それぞれの優位性があり，「視覚で考えるのが得意な人」，「聴覚で考えるのが得意な人」，「体感覚で考えるのが得意な人」とさまざまです．こうした違いは言語・あるいは非言語のコミュニケーションの方法の違いとなって現れます．

V・A・Kは思考のクセのようなものです．普段はV（視覚）を優位に使っている人も，論理性や分析力を要求されるビジネスの現場では，A（聴覚）を優位に使っている人が多いようです．あるいは，音楽を聴くときはA（聴覚）はもちろんですが，grooveという言葉があるように，その音楽に身を任せるようなK（体感覚）を優位に使って楽しむ，ということもあり得ます．
　このように人はV・A・Kを万遍なく使っているのです．むしろ状況によって無意識に使い分けている，ということが普通です．

　「この人とは波長が合うな」，「一緒にいて楽だな」と感じる人は，優位なシステムが同じである可能性が高いといわれています．
　逆に「どうも話が通じないな」，または「この人の話，よくわからないな」とコミュニケーションがうまくいかないと感じるとき，相手と自分の代表システムの傾向が異なっている場合が考えられます．相手が何に関心をもち，どのように反応するかに注意を向けることでお互いの代表システムの違いを知ることができます．

　子どもはたいてい体感覚が優位な代表システムです．

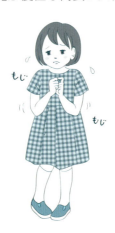

イメージ能力や言語能力が発達途中である子どもは，身体の感覚をフルに使って感じ，考えています．

　不安を感じているときに自分の身体を触ったり，近くの安心できるものに触れることで安心感を得ようとする子どもは多いですね．指遊びをしたり，自分の服の一部をぎゅっと握ってみたり，お母さんのスカートをつかんだりする行為は，まさに体感覚優位の子どもならではの表現です．

Ｖ・Ａ・Ｋの違いはコミュニケーションパターンの違い

　簡単な代表システム診断をしてみましょう．

『あなたの代表システムは何？』

　次の質問に自分が当てはまると思うものを A，B，C から選んでください．
　じっくり考えるのではなく，直感で選ぶのがポイントです．

1. 時間があるとき，私は……

A. テレビや映画を見る
B. 音楽を聞いたり，本を読んだりする
C. 外へ出たり，運動したりする

2. レストランで食事を選ぶとき

A. 見た目で選ぶ
B. 金額やカロリーで選ぶ
C. 味を思い出して選ぶ

3. 人を見るとき ‥‥‥ が気になる.

A. 外見，着ている服
B. 話の内容や声
C. 動きやエネルギー

4. 何かを習うときもっとも学びやすいのは ‥‥‥

A. デモンストレーションを見る
B. 言葉で説明を聞く
C. 自分で体験して感触をつかむ

5. 初めての街で目的地を探すとき ‥‥‥

A. 地図を見る
B. 道順を尋ねる
C. 直感を使って歩く

6. 楽しかった出来事を思い出すのは ‥‥‥

A. 場面から
B. 言葉や声から
C. ワクワクした感覚から

7. 人を思い出すとき ‥‥‥

A. 姿・顔の映像
B. 名前
C. 印象・感覚

Ａの回答が多かった人…Ｖ（視覚）タイプ
Ｂの回答が多かった人…Ａ（聴覚）タイプ
Ｃの回答が多かった人…Ｋ（体感覚）タイプ

「V・A・K」の違いは，言葉の使い方や姿勢の保ち方，あるいは会話のテンポや話す内容のパターンなどからも，それぞれに特徴をみることができます．

	言葉	姿勢	その他
視覚 (Visual)	見える 思い浮かぶ イメージする	背筋を伸ばしている よい姿勢	• 絵を見ながら話をするので，場面が飛ぶことが多い • 色やデザインを重視する
聴覚 (Auditory)	聞こえる 考える 思う	左右が不均衡 テレホンポジション	• 理論的，ロジカル，筋道を立てて話す • リズムやテンポが大事
体感覚 (Kinesthetic)	感じる 味わう 気になる	背筋を丸めている	• ゆっくり話す．相手の話は腑に落として理解する • 身体を使って表現する

まずは自分がどの代表システムを優位に使っているかを知りましょう．そして，周囲の人も観察してみることで，自分と似ている点，違っている点に気がついてくるでしょう．

代表システムの違いを歯科医療に活かす

代表システムは，実際の臨床の場において，歯科医師が患者さんに症状の説明をするときに，患者さんの「わかった感」を深めるのに非常に有効です．

【事例】
視覚（V）優位の患者さんの場合
◉支台築造して冠を被覆する場合
「今日は柱を立てましたが，屋根がついていない状態なので次回は屋根をつけましょう」

「柱」「屋根」などの建築関係のことばを使ってイメージできる表

現を使いました．この患者さんは建築関係の仕事をされている人です．患者さんの職業によって比喩を使い分けて説明することは，とても効果的です．

◉ 2歳の女児の歯磨きや食生活の指導について

Aさんは娘のBちゃん（2歳）を連れて来院されました．

この時期は将来にわたって歯や口の健康をつくっていく大事な時期であるとともに，お母さんの存在が大きく影響します．お母さんに，Bちゃんの歯磨き指導だけでなく，食事やおやつといった食生活習慣にも意識を向けていただくために次のような説明をしました．

「お母さん，Bちゃんの今の歯の状態というのは，植物でいえばようやく芽を出したばかりの双葉なんですよ．この双葉がまっすぐに健やかに育つには，今いい環境をつくってあげることが大切です．そして，双葉を育ててきれいな花を咲かせるには，ちゃんと面倒をみてくれる人が必要ですよね．それができるのはお母さん，あなたしかいないでしょう．そして，将来にわたってBちゃんが健康な口でいられる環境をつくることができるのは，今なんですよ」

この説明は，植物がまっすぐに伸びて，大きく成長し，きれいに花を咲かせる映像を思い起こさせます．双葉というのは小さな子どもを，花は成長後の美しいイメージをメタファー（暗喩）で表現したものです．

V（視覚）に優位性がある人にとっては，頭の中で映像や絵がイメージできることが「わかる」ことへの近道です．

また，別のケースでは，CCDカメラで口腔内の状況を実際に見せることもあります．視覚を使った説明をすることで納得性が高くなるようです．

聴覚（A）優位の患者さんの場合

「ブラッシングの時の最適なブラッシング圧は **200** g といわれています」

「口腔内には細菌が **60 〜 70** 億個も存在し，これは地球全体の総人口とほぼ同じです」

「口腔内の細菌は **300 〜 400** 種類以上，棲息しています」

「寝ているときの食いしばりは，1 本の歯に **100** kg程度の力がかかるときがあります」

「むし歯にも CO から **C1**，**C2**，**C3**・・・と段階があります」

A（聴覚）優位の患者さんには数値や詳細な情報を入れながら説明します．Aの患者さんは論理的に理解するタイプが多く，取り入れた情報を自分自身で考え，納得してもらうことが大事です．「話を理解すること」が大切なのです．

体感覚（K）優位の患者さんの場合

PMTC を行うときに説明でよく使います．

「ブラッシングのときのブラッシング圧は眉毛を描くときの圧と同じくらいですよ」

「ざらざらしている歯もツルツル，ピカピカにしていきますよ」

「どうですか？口の中がすっきりとして気分もよくなったでしょう」

「これをすることで歯茎がキュッと引き締まりますよ」

K（体感覚）優位の患者さんは，体でどう感じられるかを大切にします．体で感じられる「快」の状態を想像できる表現をすることがその人の「腑に落ちる」に通じます．

このように，「V・A・K」の違いで説明の仕方が全く異なります．患者さんの優位なシステムに合わせた説明は，患者さんの「わかった感」を引き出し，ミスコミュニケーションを防ぐことにつながります．

「自分の話は A さんにはスムーズに伝わるのに，B さんにはどんなに

説明してもわかってもらえない．その違いは何なのだろう？」

　私がコミュニケーションを学ぼうと思ったきっかけはこのような疑問をもったことでした．この疑問に答える1つの解がこの代表システムだったといえます．

　代表システムを学んで以来，私自身の話の聴き方が180度変わりました．話をする表情，言葉の使い方，手の動き，服装，反応の様子など…患者さんの代表システムを探るために五感を総動員して情報を取り入れながら，文字通り「全身で話を聴く」ようになりました．これは慣れないうちは相当疲れました．現在は，そこまで肩に力を入れなくても自然に患者さんを観察することができるようになっています．

　最初の問診や治療計画の説明など，患者さんに合わせて説明できるようになったため，結果として，診療時間の短縮にも繋がっています．もちろん，患者さんの「わかった」感が深まり，同時に患者さんの満足度も上がっていることと思います．

Method 3

メタモデルの質問
～言葉によるコミュニケーションの不完全さを補う質問

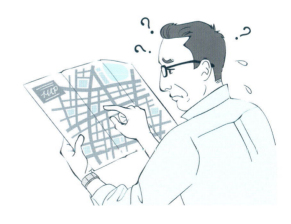

Method-3

メタモデルの質問～言葉によるコミュニケーションの不完全さを補う質問

質問はわかりあうための大事なプロセス

先日，5歳の男児の診察をして感じ入ったことがありました．

その子は好奇心が旺盛で，私が話すこと，行うことに対して，「それって何？」「どうして？」と目をキラキラさせながら質問してくるのです．一緒にいたお母さんは恐縮していましたが，私が説明すると「ふ～ん，そうなのか」と納得して治療に同意してくれました．その質問から，「それって何なの？」「もっと知りたい」というこの男児の気持ちが理解できました．

この男児とのやりとりを通して考えさせられたことがあります．

人は大人になると，質問をあまりしなくなるものです．それまでの経験から判断して「こうだろう」と決めつける，それで「わかった」と思っていることがとても多いような気がします．

あいまいさを好む日本人独特の習慣も影響しているのかもしれません．あまり詳細に相手に質問することは相手に失礼，あるいは自分の無知をさらけ出すことになる，という偏った見方が私たち大人の世界では常識になるようです．

これは歯科治療の現場でも同様です．「なんとなくわかっている」，「その意味はこんなことだろう」，というのは思い込みかもしれません．そこで敢えて質問をして，相手の伝えたいことをより明らかにすることは，ときに正確な診断の助けになります．

スタッフや患者さんの話を正確に聞くということは，医療現場という“間違い”が許されない場では必要なスキルだと思います．

この章では，効果的な質問の方法論とともにそれを裏づける，言葉による表現パターンの仕組みについてお伝えしていきます．

地図と実際の土地の違い

　知らない土地に行くときに，地図を持っていくことがあると思います（最近ではスマートフォンなどで誘導してくれますが…）．先日，初めての土地に1人で行くという機会があり，折りたためる小さな地図を携帯していきました．地図があるから安心と思っていましたが，これが甘かった．結局，迷って目的地になかなかたどり着けなかったのです．

　ランドマークになるようなコンビニエンスストアや郵便局，交差点の名前などが地図には載っておらず，地図で見た土地と実際に歩いた土地の感覚が微妙に異なっていたため，迷ってしまったようでした．

ほどよい「省略」がわかりやすさにつながる

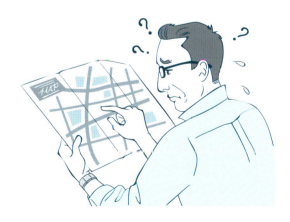

　この体験からわかるのは，地図と実際の土地は全く同じではないということです．

携帯用の小さく折りたためる地図は持ち運びには便利ですが，その代わりに地図に載っている現地の情報は「省略」があります．そして，このほどよい「省略」が地図のわかりやすさに繋がっているといえます．実際の道路上にある，店舗名や通りや交差点の名前など，それらすべてが表記されていたら，地図はごちゃごちゃして，かえって混乱を招く結果になるでしょう．

　実は私たちの脳内でも，こうした「省略」は頻繁に起こっているのです．

見やすさのための「歪曲」

　同じ地図でも世界地図はどうでしょうか．小学校の社会科の授業で使っていた世界地図．世界の真ん中には日本の国土が載っていたはずです．

　小学生だった私はそれを見て，日本が世界の中心にあるのだと思い込んでいました．少し成長して地球儀というものを見たときに，それが間違いだということを知りました．日本は世界全体からみると，太平洋の端っこにちょこんとある，国土としてはずいぶん小さな国でした．

　ヨーロッパで売っている地図はヨーロッパが中心に描かれているでしょうし，アメリカでは北米大陸が中心でしょう．

　日本の地図は，私たち日本人が使うので，日本が中心に描かれています．実際はどこが中心か端っこかということはないのですが，日本ならではの世界地図に対する「歪曲」された見方になっています．

　しかし，この「歪曲」があるからこそ，私たち日本人には見やすい世界地図になっているといえます．偏った見方としての「歪曲」もわかりやすさにつながっています．

誰にでも起こる「脳内アレンジ」

　このように，地図というものは省略や歪曲があるからこそわかりやすく使いやすいものになっています．

　私たちの頭の中でも，外界から取り込んだ情報を人に伝える場合には「省略」，「歪曲」とともに，強い思い込みから起こる「一般化」という３つの「脳内アレンジ」が無意識のうちに行われます．

　このことは，前章でご紹介した代表システムとともに，言葉によるコミュニケーションギャップを引き起こす原因となっています．

メタモデルは言葉のコミュニケーションの不完全さを補う

　この「脳内アレンジ」〈省略・歪曲・一般化〉によって，言語化されない偏った，あるいはあいまいな情報を明らかにする質問方法がメタモデルの質問です．

　この質問方法は 1970 年代に活躍した 2 人の優れたセラピスト，ヴァージニア・サティア（家族療法）とフレデリック・パールズ（ゲシュタルト療法）の方法論を参考にしています．彼らがセラピー中に使っていた言葉を分析した結果，ある特定の質問パターンがみつかりました．これを参考に体系化したものがメタモデルの質問です．

　メタとはギリシャ語で「〜を超えた」「違うレベルで」を意味します．メタモデルとは一言でいえば，言葉でのコミュニケーションの不完全さを補うための質問方法です．

　以下に省略，歪曲，一般化に対するメタモデルの質問パターンをあげます．

省略〜話し手が意識的にあるいは無意識に情報を省略している

事例	「省略」された事実を引き出す メタモデルの質問方法
「自分の思いを伝えた」	「誰が？」「いつ？」「何が？」「どこで？」 「具体的にどのように？」
「人間関係に問題があるね」	「誰が？」「どのように？」
「硬いものが噛めない」	「具体的に硬いものとは何？」

歪曲〜話し手が情報に独特の意味をもたせている

事例	「歪曲」された事実を引き出す メタモデルの質問方法
「彼は私とあまり話をしない，私は彼 に嫌われている」	「なぜ『話をしない』ことが 『嫌っている』ことになるの？」
「雨が降ると調子が出ない」	「調子が出ないときはいつも雨ですか？」
「インプラントは怖い」	「なぜそう思うの？」

一般化〜話し手が過去の体験を唯一例として同じ意味をもたせている

事例	「一般化」された事実を引き出す メタモデルの質問方法
「経営者なんて無理です」	「何があなたを止めていますか？」 「もしできたとしたら？」
「子どもはみんなお菓子が好き」	「すべて？」「いつも？」
「歯科医師は論理的でなければ ならない」	「もし，そうだったらどうなる？」 「もし，そうでなければどうなる？」

歯科医療の現場ではこう使う

　歯科医療の現場でも省略，歪曲，一般化は起こっています．

　一例ですが，実際に臨床で私がよく使っている事例のいくつかをあげ
てみました．

省略

- 『3日前からものが噛めません』

メタモデルの質問 ⇒「3日前のいつから？　朝？　昼？　晩？」

「ものが噛めないとはすべての食べ物ですか？」

「あるいは限定されたものですか？」

「右では噛める？左では？」

- 『この前治療した歯が痛い』

	メタモデルの質問 ⇒「この前とはいつのこと？」

	「どのような歯の痛みですか？」

- 『歯をきれいにしたい』

	メタモデルの質問 ⇒「どの歯をきれいにしたい？　一部？　あるいは全部？」

	「きれいにしたいって具体的にはどうしたいの？」

これらは無意識に欠落した情報を明らかにする質問です.

歪曲

- 『私は歯が弱いので，歯磨きしてもすぐにむし歯になるんです』

	メタモデルの質問 ⇒「歯が弱いとどうしてわかるの？」

	「歯が弱いとむし歯になるの？」

	「なぜそう思うの？」

- 『歯医者は怖い』

	メタモデルの質問 ⇒「歯医者の何が怖いの？」

	「いつから怖くなったの？」

- 『親知らずを抜くと具合が悪くなる』

	メタモデルの質問 ⇒「どうしてそう思うの？」

	事実とは異なる偏った見方による思い込みを取り除く質問です.

一般化

- 『子どもは<u>みんな</u>甘いものが好きですよね』

  メタモデルの質問 ⇒ 「子どもは全員そうなの？」

  「それって本当？」

- 『冷たいものが<u>いつも</u>しみる』

  メタモデルの質問 ⇒ 「冷たいものはすべて？」

- 『半年前から歯が<u>ずっと</u>痛いんです』

  メタモデルの質問 ⇒ 「半年前からずっと？」

「みんな」「いつも」「絶対」「ずっと」という断定に対して可能性を拡げ，気づきを促す質問です．

　臨床のなかで私も使っているメタモデルの質問ですが，「省略」，「歪曲」，「一般化」と細かく分けることには意識していません．

　ただ，人の言葉にはあいまいな情報があるという意識をもって人の話を聴くだけで，違いが生まれると思います．

　「先生，昨日の件ってどうなりました？」という省略された質問を「いろいろ省略されている質問だなぁ」と落ち着いた状態で受け止められるようになったことは，メタモデルの質問を知った大きな恩恵です．

メタモデルの質問をするときには配慮をもって

　話し手が「省略」・「歪曲」・「一般化」した情報をメタモデルの質問によって明らかにします．単なる省略された言葉の場合もあれば，話し手の強い思い込みによる場合もあり，ケースはさまざまですが，質問をする際に気をつけなければならないことがあります．

　たとえば，相手が落ち込んでいる様子で以下のように言ったとした

ら，あなたはどのようなメタモデルの質問で相手の省略や思い込みを外してあげられるでしょうか．

相　手：「僕は本当にダメ人間なんです」
　たくさんの「省略」がみられます．

あなた：「具体的に何がダメなんですか」
　　　　：「誰と比べてなのでしょう」
　　　　：「何を基準にそういっているのでしょうか」

　このように質問をしてしまいがちですが，落ち込んでいる相手の心情を考えてみると，単なる「配慮のないツッコミ」になる可能性があります．その人の安心・安全なテリトリーに土足で踏み込まれる感覚があるかもしれません．
　Method-1 でお伝えしたようにコミュニケーションの基本は安心・安全です．メタモデルの質問をする際には相手との距離感や信頼感に十分な配慮が必要です．良好なコミュニケーションとは，まさにその上に成り立っていることを忘れないでください．

　次章のテーマはラポールです．
　ラポールはコミュニケーションを大切にした医療の基本です．コミュニケーションは「ラポールに始まりラポールに終わる」ともいわれています．

Method 4

信頼関係の築き方
～ラポールが患者さんの心を開く

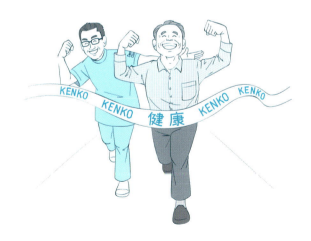

Method-4

信頼関係の築き方
～ラポールが患者さんの心を開く

人が五感で感じとるもの

　初対面の人であっても「この人とは話がしやすいな」と感じることがあります．逆に何度会っても「この人といるとなんだか緊張する」と感じることもあります．

　私たちは常に五感でものごとをとらえていて，それが「なんとなく感じる」という感覚をつくりだしています．

　Method-2 でお伝えしたように，視覚，聴覚，体感覚（臭覚・味覚・触覚）を使って外界の情報を取り込み，快・不快を感じています．快の感覚は安心・安全といってもいいかもしれません．

　慣れ親しんだよく知っているものに対しては安心・安全や親近感を感じ，逆に自分にはよくわからないと感じるものに対しては不快感や警戒心を抱くものです．これは，私たちが太古の昔からもっている本能でしょう．

　安心・安全や親近感を感じると人は無意識に心を開きます．心が開くと，それは体に現れます．表情が和らぎ笑顔になる，親し気な言葉遣いになる，体が前のめりになるなど，言葉や態度に変化が現れます．

コミュニケーションはラポールに始まりラポールに終わる

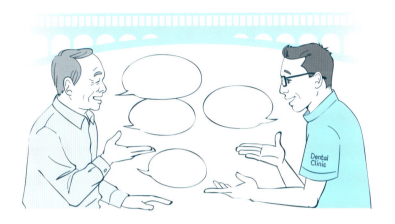

　コミュニケーションとは言葉や思いのキャッチボールである，とMethod-1でお伝えしましたが，安心してキャッチボールができる状態そのものをラポールといいます．

　ラポールとは，フランス語で「橋を架ける」という意味です．コミュニケーション用語として「人と人との間に心の架け橋を架ける」こと．すなわち心と心が通い合っている状態をラポールとよびます．

　たとえ自分が相手を信頼していても，相手が自分を信頼してくれなければ橋は架かりません．初対面の人であれば，「なんとなく心が打ち解けたような感じ」になったときがラポールが架かり始めたサインです．

　ラポールが築けているときは「話を聴いてくれている，私を理解してくれている」と感じます．ラポールがない状態のときよりも何倍もの説得力をもって話ができるようになります．

　安心・安全の感覚を相手に感じてもらい，良好なコミュニケーションを成立させるために不可欠なもの，それがラポールなのです．

患者さんが医療従事者に安心・安全を感じやすい距離・位置・姿勢

　良好なコミュニケーションのためにラポールを構築しやすい環境を意識的につくり出すことができます．

　ユニットに座った状態で医療従事者と話す場合，患者さんがリラックスして安心・安全を感じやすい距離や位置や姿勢があります．

　「これ以上近づかれると不快」という他者との距離感，これをパーソナルスペースといいます．これは国民性や相手との関係性，個人の好みによっても違いがあるようです．

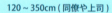

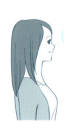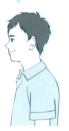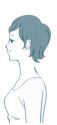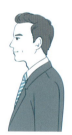

　一般的には，恋人や家族などの近しい間柄の人とは0〜45cm，友人では45〜120cm，同僚や上司では120〜350cmとされています．

　そして，座る位置は「寄り添うように患者さんの横に座る」のが一般的です．

　距離や位置についての「快・不快」は個人の感覚によって異なるものです．実際に患者さんの反応をみながら距離や位置を試してみることをお勧めします．

① – 真横

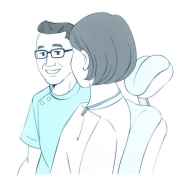
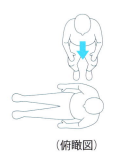

（俯瞰図）

　一般的で基本的な位置です．

　患者さんが医療従事者のほうをしっかり向き，常に目を合わせてこちらを向いたまま話を続けるのであれば，患者さんは医療従事者に対して，もっと話したいと思っているサインです．

　さりげなく②の位置に移動して患者さんと目を合わせたまま，話を続けましょう．

② – 足のほうで斜めに向き合う

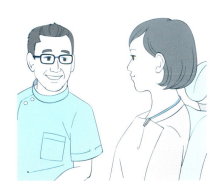
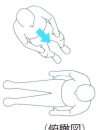

（俯瞰図）

　いわゆるカウンセリングポジションとよばれる位置です．

　穏やかに患者さんと向き合うのに，緊張感が生まれにくく，リラックスしやすい姿勢といわれています．

③ - 顔の横

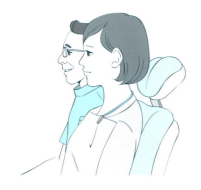
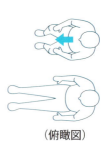

（俯瞰図）

　緊張感のある患者さんに対する位置です．
　①や②のポジションで患者さんと話をしてみたときの反応で，こちらに変えることもあります．
　「視線をそらす」とか「視線があちこち動く」，「なんとなく居心地が悪そうにしている」など，患者さんに緊張感や抵抗がみられるときにはこの位置に移動します．
　患者さんは医療従事者側の視線を感じずに，それでも寄り添う位置で話ができるので安心・安全が得られます．

④ - 視野に入らない後ろ側

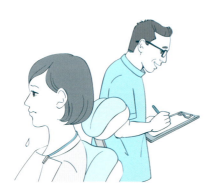
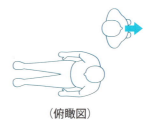

（俯瞰図）

　いうまでもなく，避けたい位置です．

医療従事者は患者さんの視野には入りません.

目に見えない対象と話をするのは不安を掻き立てるため,避けたいところです.

また,診療中にこの位置で医療従事者同士が小声で話すのはやめましょう.たとえ業務連絡であっても目に見えないところでひそひそと声が聞こえる行為は,患者さんにとって「自分のことを言っているのかしら?」と不快感や不安を引き起こす要因となります.

椅子に座ったときの姿勢

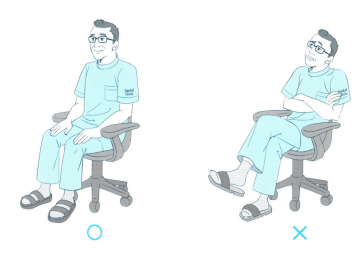

座って患者さんと話をする場合,椅子に深めに座り背筋を伸ばします.いわゆる,よい姿勢ですね.

また,顔だけでなく身体ごと患者さんに向けて話をすると「私はあなたの話をよく聴いていますよ」というメッセージとして伝わります.

人によっては腕や足を組む癖をもっている人がいますが,横柄な印象を相手に与える可能性があるので,あまりお勧めはできません.

患者さんの非言語の情報を観察する

　以上のように，単なる位置や距離の違いですが，患者さんがリラックスできる環境づくりとして「違いをつくりだす」ことができます．

　こうした違いをつくりだすには，医療従事者側が患者さんの言葉以外のメッセージ（しぐさ，表情，態度など），すなわち非言語情報を注意深く観察することが必要です．

　人が他者に与える印象は，言語情報は 7％，非言語情報は 93％ともいわれています．言葉の内容だけでなく，言い方や表情，動作などを観察することでたくさんの情報がわかるのです．

　たとえば，症状や治療計画の話をしたあとの患者さんの「わかりました」と言ったときの非言語情報（しぐさ，表情，態度など）を注意深く観察してみましょう．本当はもっと聞きたいけどわからないからいいや…の「わかりました」の可能性があるかもしれません．大丈夫かな？と少しでも感じたならば，伝え方を変える（Method-2 の代表システムの事例p.17〜19を参照）などのひと工夫も必要ではないかと思います．

　私が実際に患者さんの満足度を計る方法として，観るポイントがあります．それは，患者さんの帰り方を観察するのです．"治療に満足した"，あるいは "納得した" 患者さんは帰り方も違います．私だけではなく，歯科衛生士，受付などにも「ありがとうございました」と丁寧に挨拶して帰ります．とくに受付では口数も多く，おしゃべりをして帰る姿をよく見かけます．歩き方が軽やかだったり，表情がにこやかだったり，些細なところに違いがみられます．

　もしも，患者さんの様子になんとなく違和感を感じたら，患者さんと話をしてみてください．解決につながるなんらかの糸口がみつかるかもしれません．

自分が投げたボールは患者さんにとって取りやすいボールだったのか，取りにくいボールだったのかは，患者さんの言語・非言語情報を観察することによって，はじめてわかるものです．

　最初は，患者さんの反応が何を意味しているのかはわからないかもしれません．しかし，自分自身の意識を相手に向けて観察することが大切なのです．それを繰り返すことで，あるときに患者さんの変化がわかるようになります．

　トライ＆エラーを繰り返しながら観察する目を養っていくことが大切です．

ラポールのスキルを実践してみましょう

　実際に患者さんとコミュニケーションをとりながら，ラポールを形成する方法をお伝えしていきます．

　初診の患者さんは，たいてい緊張して不安そうな表情をして来院してきます．その緊張や不安を取り除いてラポールを形成する方法として，「ペーシング」があります．

　ペーシングとは相手に合わせることです．ペーシングは言語情報（話の内容，言葉）を合わせる方法，非言語情報（身振りや姿勢や話のペースなど）を合わせる方法があります．

```
「合わせる」＝ペーシング ➡ 言語情報で「合わせる」― 話の内容
                                        ― 言葉（バックトラッキング）

               ➡ 非言語情報で「合わせる」― 身振りや姿勢
                                        （ミラーリング）
                                        ― 話のペースなど
```

言語情報で合わせる～ ① 話の内容を合わせる

　趣味，学校，住んでいる地域，好きな音楽，食べ物など，患者さんとの間に共通の話題を共有する＝合わせることがラポールをつくりだします．

　「お住まいは○○ですか．私も以前住んでいました」，「テニスが好きなのですか．実は私もやってます」といった共通点をいくつか共有することで，「あ，なんだかこの人同じだな」という近しい感覚が生まれます．この近しい感覚は無意識の安心・安全につながり，患者さんと医療従事者の心にラポールの橋が架かります．

　ペーシングはほかの方法もありますが，こうして話の内容を合わせることは，皆さんも日常的に行っているのではないでしょうか．

　「今日はいいお天気ですね」

　「今日はずいぶん冷え込みましたね」

　ほかの人と顔を合わせたときに，アイスブレーク（緊張を解きほぐすための方法）として，このように天気の話などを自然に交わしていますね．これもラポールを形成する「ペーシング」の１つなのです．

　話の内容を合わせるペーシングは良好なコミュニケーションをつくりだすラポールの方法であると知っておいてください．

言語情報で合わせる〜② バックトラッキングで合わせる

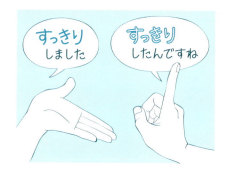

　もう1つの言語情報で合わせる方法「バックトラッキング」はオウム返しともいわれます.

　「口の中がすっきりしました」と患者さんが言ったら「すっきりしたんですね」と相手の言葉をそのまま繰り返します.
　「右の上の歯茎がなんだかブヨブヨするんです」と表現した患者さんに対しては,「右の上の歯茎がブヨブヨするんですね」と同じ言葉を使います.
　バックトラッキングは相手の話したキーワードだけでも話の一部だけでも構いません.「昨日からなんだか右の奥歯が痛むんですよ」と患者さんが言ったら,「右の奥歯ですね」あるいは「右の奥歯が痛いんですね」と返すだけでも十分です.
　また,相手の話を要約して「○○さんのお話は,つまりは△△ということですね」と伝え返すことも,有効なバックトラッキングになります.
　私の経験では,バックトラッキングはすぐに臨床に取り入れやすく,かつ,一瞬にしてラポールを築くことができる強力な方法です.
　患者さんと同じ言葉を繰り返すだけで,「あなたの話を受けとっていますよ」というメッセージになります.

非言語情報で合わせる〜 ① ミラーリングで合わせる

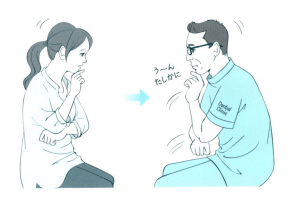

　非言語情報（体の動き，姿勢，声のトーンや話す速さなど）を相手に合わせる方法もあります．

　言語情報で合わせる方法とともに使うことで，とてもパワフルに相手に働きかけることができます．

　「ミラーリング」は文字のごとく，相手の動きをそのまま真似ることです．

　互いに向かい合って話をするときに，相手が足を組んだら自分も足を組む，コーヒーを飲んでいたら自分もコーヒーを飲む，というように相手の動作を真似ます．

　目の前にいる相手が自分と同じ動作をすることで，無意識に心地よさを感じるのです．

　脳科学の分野ではミラーリングの共感の感覚はミラーニューロンという神経細胞によるものとされています．ミラーニューロンはモノマネ細胞，あるいは共感細胞とよばれる細胞です．

　たとえば，サッカー観戦をしていて，お気に入りのサッカーチームがゴールを決めれば，まるで自分が試合に出てゴールを決めたような興奮と感動を覚えます．

また，コンサート会場で歌手が手を振るようなパフォーマンスをすると自然に聴衆も同じ動きを始め，いつの間にか会場が一体化する現象はよくみられます．

コンサートの作法として誰かが決めた訳ではないでしょうが，ファン心理として憧れの歌手やアーティストの動きをミラーリングすることで心地よさを感じているのです．

こうしたこともミラーニューロンのなせる技です．

非言語情報で合わせる〜 ② 話し方を合わせる

相手が話す内容とともに，「話し方」を合わせることもペーシングです．

楽しかった出来事をテンポよく早口で話しているときに，「へ〜，そう〜なんだ〜」とのんびり返されたら話の腰を折られたような気分になります．

話し方はその人の心情を表しているものです．その心情に寄り添う形であわせることがペーシングになります．

バックトラッキングとミラーリングはパワフルな方法であるが故の注意点もあります．

不自然なまでに相手の言葉や動作を真似ることは，かえって相手に不快感を感じさせ，ラポールどころか「この人ヘンだな」と不信感に繋がってしまいます．

バックトラッキングもミラーリングも，大切なのはさりげなく行うことです．たとえば，バックトラッキングでは「なるほど」と相槌をうつ，大きく頷くといった非言語メッセージと併用すると自然なラポールを形成することができます．

コミュニケーションはまず受けとる

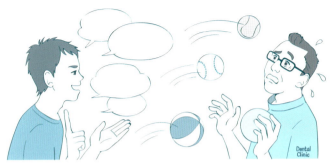

ボール投げ

　コミュニケーションがキャッチボールだとしたら，ボールを投げるだけではキャッチボールにはなりません．相手が投げたボールを受けとる必要があります．しかしながら，これが意外と難しい．私たち医療従事者はボールを投げるのは得意なのですが，受けとるのは不得手なことが多いようです．相手がボールを投げているにも関わらず，こちらでは次に何を投げようかと考えていることが多いのです．その結果，一応ボールを受けるのですが，それがどんなボールだったか覚えていないということになりがちです．

　これではキャッチボールというよりは，こちら側からあちら側へのボール投げにすぎなくなってしまいます．

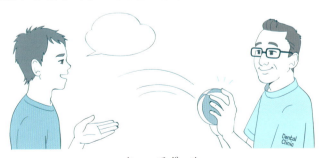

キャッチボール

コミュニケーションとはボール投げではなく，あくまでもキャッチボールなのです．

　バックトラッキング・ミラーリングを含めたペーシングは医療従事者にとって大切な「受けとる」に繋がる姿勢です．

　「あなたの話を受けとっていますよ」というメッセージが伝わると「自分の話をしっかり聴いてもらっている」と患者さんが感じるのです．

　よい歯科医院の条件として「よく説明してくれる」という項目があがっていることが多いのですが，この「受けとる」姿勢をマスターすればその条件をさらに上回ることができるようになります．

できていることに注目し，認める

　「あと 3 キロ，ダイエットできたら…」
　「90 点か．あと 10 点で 100 点だったのにな」
　「もうちょっとで○○できたのに」
　私たちは何かを達成することに価値を見出し，常に完璧であろうとする傾向がとても強いようです．もちろん今よりもよくなろうとすることは素晴らしいことです．けれども，今，できていること自体を軽視してしまう傾向があるのも事実です．

　多くの人は「できていること」「できていないこと」の 2 つがあるとしたら「できていないこと」に意識が向く傾向があるといわれています．

　たとえば，ブラッシング指導の際，PCR（プラークコントロールレコード）が 40％だったとすると，まずはそのできている 60％を認めることが大切です．できていない残りの 40％ばかりを指摘すると，ときに患者さんの意欲は低下してしまいます．

歯科医院に来る患者さんは何らかの問題を抱えてきます．ネガティブな状況のなかにいる患者さんに対して，まずはその状況を受けとり，次に治療に対しての意欲を引き出すことが必要となってきます．今の状況からできていることを認めて伝えることが，患者さんにとって意欲を引き出すことにつながります．

褒めるポイントはどこにでもある

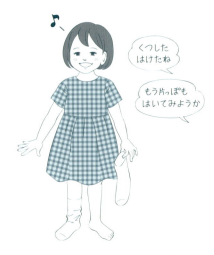

　患者さんが常にモチベーション高く歯科医院に通い続けるようになるには，怒られたり，注意されたりする場所ではなく，自分を認めてもらえる場所である必要があります．
　そのためには「患者さんを褒めること」です．

　患者さんに口の中を見せてもらったら，
「歯磨きしてこられたんですね．来院前に歯磨きしてこられるなんて素晴らしいですよ」
　診療の前に歯磨きをすることが素晴らしい，というところに焦点をあ

てます．

　これまで症状があり，治療で通っていた患者さんが，初めてメインテナンスのために来院したときには，

　「これまで歯が痛いときに来院されていましたよね．今回は全く症状がないのに受診されるなんて立派です」

　今できていることを認める，そして，それを口に出して褒めることが重要です．

　子育てや企業の人材育成でも，最近は「褒めて育てる」は主流となっています．

　「幸福の心理学」とよばれる「ポジティブ心理学」でも，「大切なのは現在の状況のなかからポジティブな点を見出す力だ」といわれています．

　「認識の枠を広げて見方を変える」

　歯科医療のなかで患者さんに接するときも，できていることを見出し，認めることが患者さんのモチベーションを上げることに繋がります．

患者さんへの伝え方

　まずはできているところを見出して褒める，次に足りないところ，変えたほうがよいところはさらなる改善点として伝えるようにします．

　「歯ブラシはよくできていますね．さらに歯間ブラシやデンタルフロスを使えるようになると完璧ですよ」

　『褒めて認める→改善点を伝える』

　この順番で相手に伝えると，最初に褒められ認められることで，相手

との間にラポールが結ばれ，指導やアドバイスを受け入れる準備ができるようです．

さらなるラポールのために

　人はいつもの慣れ親しんだ状態にある場合は問題ないと感じます．そこになんらかの変化や違いが起こると問題が生じたと感じます．

　変化も違いも一瞬であれば問題とはなりません．その問題となる変化や違いが一定期間以上続くと，その人にとっての問題となります．

　歯科に関していえば，冷たい飲み物を飲んで，一瞬しみただけでは問題にはならず，それが飲むたびに続くと，問題となるわけです．

　患者さんはそうした何らかの問題をもって来院されます．私たちは患者さんの訴え（症状）を聴き，エックス線検査などの客観的データ所見も含め総合的に判断，診断し，処置や治療計画について説明します．その際，その症状（たとえば3日前から歯が痛いなど）が出たときとそれ以降の推移を聴いていきます．

　（たとえば，3日前の朝食後からズキズキ歯が痛む，それ以降は少し痛かったり治まったり…）

　「これはむし歯ですね．歯に穴が開いているし，エックス線写真でも歯の神経までいっているのがわかります．今回は神経を抜きましょう」というパターンになります．

　そして，次回来院時には前回の痛みは治まり，患者さんも「おかげさまで治りました」と話すでしょう．

　もちろん，それはそれで問題はないのですが，果たして本当に治ったのでしょうか．

　痛みがなくなっただけで原因は解決したのでしょうか．そもそも痛み

が発現したのはなぜなのでしょうか．

　何ごとも原因があって結果（症状）があります．全くの偶然で症状が出るわけではありません．その原因が改善されてこそ本当の治癒につながるのではないかと思います．

　原因は人それぞれです．その原因を究明する方法もいろいろありますが，一番の方法は患者さん自身に聴くことだと思います．本当の答えは患者さん自身がもっています．私は問診でその症状を訴える患者さんにペーシングし，バックトラッキング，ミラーリングも加えながら聴いていくようにしています．

　患者さんの問題を受けとり，ときにできているところ，大丈夫なところを認めます．そこで注意することは患者さんをよく観察し，言語のみならず非言語の情報をキャッチするということです．

　そして，ラポールが形成されてきたら，症状が出たとき（変化点）の前の状態も聴いてみます．

　「3日前から痛いのなら4日前は？」という具合です．

　すると患者さんの意識が症状のなかったときに戻り，

　「そういえば朝食の最後にミカンを食べてから痛くなりました」

　というように変化点での記憶が明確になります．変化点がより明確になったところでさらにその前にあったであろう，生活習慣や食生活習慣での変化や違いについて聴いていきます．

　細かく逐一聴く必要はありません．シンプルでいいのです．

　たとえば，「最近，甘いものを食べる回数が増えましたか？」というように，ちょっとしたヒントを伝えるだけです．

　患者さんの多くは「そういえば○○でした」とか「ひょっとしたら○○がよくなかったですかね」など，ときににこちらが驚くような「体にいいと思って，炭酸ジュースにハチミツとレモンを入れて毎日飲んでいます」というような返事が戻ってくることもあります．

「ああ，そういえば…」と，気づく瞬間が重要です．

その気づきをバックトラッキングしておきます（気づきが強化されます）．この気づきがすべての原因であるとは限りませんが，少なくとも関連していることは確かです．このちょっとした気づきがきっかけとなり，オセロゲームのコマが黒から白へ，次から次へと変わるように患者さんも変わっていきます．

原因をこちらが指導・指摘するよりも，本人自身が気づくことが，より効果的な行動の変化（行動変容）につながります．気づきがその人の行動を変え成長させるのです．

なぜそうなったのか，どうしてその症状が出るようになったのか，本当の原因は何なのかを患者さんと共有すると，さらなるラポールにつながります．

リアルな体験に基づく気づきは，よりパワフルです．症状が出たときは，そのチャンスといってもよいのです．

ビジョンを共有する～持続的・継続的受診のために

「問題から目標へ」「過去から未来へ」へ意識を変える

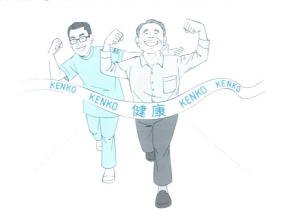

歯の治療で通っている患者さんが治療を終えたとき，メインテナンスに興味がありそうだなと思われる患者さんには，次のような問いかけをします．

「今後はどうしていきたいですか？」
「5年後，10年後，今のきれいな歯の状態を維持できたとしたら，どうですか？」

治療という問題解決のあとの患者さんの「目標・在りたい姿」を聴いていきます．
「As if ～？ もし～できたとしたら？」
患者さんの意識を変え，未来のイメージをふくらませるマジックワードです．
実際には経験がなくても，未来のよい状態を疑似体験することで，患者さんは意欲的になります．手に入ったらこんな未来が待っているとい

うイメージをもつことはとてもパワフルです.

Dr：「これで治療が終わりました．今，口の中はどんな感じですか？」
Kr：「すっきりして気持ちがいいです」
Dr：「今のすっきりした感覚がずっと手に入るとしたらどうですか？」
あるいは,
Dr：「今の状態が維持できて，それが5年後，10年後も維持できるとしたらどうでしょう？」
Kr：「ぜひそうしたいです」
Dr：「では，今後もこの状態を維持していくことを続けていきましょうね」

　歯の治療が終わって，すっきりしている状態の患者さんに現在の状態を確認してもらい，そしてさらに未来の在りたい姿を描いてもらうわけです.
　患者さんによっては，逆に「そのためにはどうしたらいいでしょうか？」と聞いてくる人もいらっしゃいます．その場合は，自分自身で行うセルフケアと定期的なプロフェッショナルケアをお勧めするようにしています.

　そして，患者さんには自ら次のアポイントメントをとってもらいます．自分で決めた自分自身への約束を守ることが，今の健康を維持することへの第一歩になると私は考えます.
　つまり，患者さん自身の口腔内の健康に対する価値が上がる，あるいは意識が高まることで行動が変わるといえます.

これまでお伝えしたラポール形成の方法のどれか1つでも意識を向けて相手と接していると，ラポールがつくられている状態とつくられていない状態が感覚的にわかるようになります．

　コミュニケーションに失敗はありません．そこには学びがあり，いつでも修正が可能です．まずはやってみるということをお勧めします．

　歯科を通して患者さんの健康に関与することは，患者さんの人生に寄り添うことでもあります．この関係性が医療従事者と患者さんの在り方として理想的だと私は考えます．

　そのためには患者さんとの良好なコミュニケーションが必要です．そして，そのコミュニケーションを支えているのがラポールなのです．

Interview

杉岡英明 × 熊倉百音子

歯科のミライを語る！
ラポール～ "2025年問題" への架け橋

熊倉 この本はコミュニケーションについて書いたものですが，そもそもコミュニケーションって誤解されている分野だと思いませんか？ 個人の性格や資質によるところが大きくて，上手や下手が決まってしまっていると考える人が多いような気がします．

杉岡 そうですね．社交的であることがコミュニケーション上手ってことではないしね．いわゆる口ベタでもその人が心の底から伝えたいことを伝える，そうすると相手の心の深いところに伝わる．だからこそ，その人の「在り方」が大切！とこの本で伝えたかった．小手先のテクニックではないということです．

熊倉 そうですね．アイデンティティ（自己認識）が大切になってきますよね．

杉岡 最初から，話がマニアックになってきました(笑)
人は他者を完全に理解することはできないと思うんです．
たとえば，同じ映画を見たとしても，感動する人としない人がいるよね．

熊倉 コミュニケーションギャップの多くは，自分と他者の境界線があいまいになっているから起きるのですよね．自分がいいと思っていることは相手もそうだっていうのは思い込みかもしれませんからね．相手を全部わかろうっていうのは難しいことですよね．

杉岡 そう．だからこそ絶対的でないにせよ，「相手をわかりたい」というところで "代表システム" や "メタモデル"，そして "ラポール" を活用してほしいと思います．

熊倉 今回は3つの方法に絞って解説しましたが，実際はコミュニケーションにはもっといろいろな方法がありますね．

歯科診療のなかでも使っているでしょう？

杉岡 一番使っているのは，視点を変える"リフレーム"でしょうね．あとは"ニューロロジカルレベル"．患者さんの深い共感を得るには必要ですね．

ほかにも"ビリーフ"や"カウンセリングメソッド"など，いろいろありますね．

熊倉 でも，すべてにおいて基本はラポールですよね．

さて，今回は書籍ということで「聴覚的」な文字での伝え方をしました．でも思うのですが，コミュニケーションというのは，もともと人と顔を合わせてナンボみたいなところがありますよね．そういう意味では，ほかの伝え方もあるなと思います．

杉岡 そうですね．セミナー形式というのもいいですよね．

以前は歯科のコミュニケーションのセミナーというと歯科衛生士さん向けがほとんどでしたが，最近は歯科医師向けも開催されているようです．

そういったものに実際に足を運んで「自分で体験して感じる」ことが大切だと思います．

熊倉 コミュニケーションというのはやはり「自分で体験して感じる」ことが大前提というのは私も賛成です．"知っていること"と"できること"は違うってことですね．

杉岡 そうそう．そしてコミュニケーションは「自転車に乗る練習」のようなもの．

何度も転びながら体で乗り方を覚えていく．そのプロセスが大切だと思っています．

熊倉 そうですね．自転車は一度乗り方を覚えたら無意識にスイスイ乗れるようになる．でも，最初は頑張らないと乗れるようにはなりませんものね．コミュニケーションも同じですね．

杉岡 それから手段と目的も大事．

自転車に乗れるようになるのはあくまでも手段ですよね．なんのた

めに自転車に乗れるようになりたいのか，自転車に乗ってどこに行きたいのかという目的をしっかりもつことが重要ですね．

熊倉　さすが"視覚優位"の杉岡先生ですね．視覚優位の人はよく会話のなかにメタファー（暗喩）を入れ込みますよね．

杉岡　そうやって相手に合わせて伝え方を変えることができるのも，コミュニケーションを学んだおかげだね．

熊倉　今回は"ラポール"が主なテーマでしたが，ラポール形成には今回の「合わせる」「受けとる」のほかにも方法がありますよね．

杉岡　そうですね．たとえば"ユーモア"もラポール形成には有効です．これは比較的，みんな普段から使っているんじゃないかな．
　　歯科医院に来院する患者さんは何かしらトラブルを抱えてくるからね．会話の糸口に「クスッ」と患者さんを笑わすことができれば，一気にラポールをとることができるよね．

熊倉　さて，最近は歯科医院でもクレームを言う患者さん，あるいはモンスターペイシェントとよばれる困った患者さんが多いと聞きますが，そうした患者さんに対するコミュニケーションはどんな効果や対策がありますか

杉岡　いやいや，対策と考えるとややこしくなるような気がします．
　　普段からコミュニケーションをとって，患者さんが感じたことを言える相手でいることが大切ではないかと思います．
　　やはりそこにもラポールの必要性があるよね．ラポールが崩れた状態だと，患者さんとの間で「言った，言わない」とか「こうしてほしかったのに」とか，まさに"ミスコミュニケーション"，キャッチボールじゃなくてボールのぶつけ合いになってしまう．クレームを言う患者さんの多くは，その思いを聴いてもらうだけでクレーム自体が減るといわれていますよ．
　　つまりは患者さんの思いを受けとめてあげるということが，クレームの回避につながるのだと思います．

熊倉　多くの問題がラポールで解決できるんですね．

杉岡 う〜ん，いや，そうじゃないな．ラポールがとれていれば，問題回避につながるということです．問題解決のためにラポールが使われるわけではありません．問題が起こってからラポールをとろうと思っても難しいことですよ．

熊倉 なるほど．だからこそ，「在り方」なんですね．

うつや精神疾患をもった患者さんも増えてきていると思いますが，そうした方々への対応はどうしていますか？

杉岡 確かに抗うつ剤などの精神疾患の薬を常用している患者さんは増えてきていると感じます．

もちろん，その患者さんの疾患の度合いを見て判断するのですが，私はそうした患者さんに対しても単なる歯の治療だけではなくて，そこでかかわったことで少しでも意欲的になってほしいと思っています．

「最初は歯が痛くて，仕方なく歯科医院に来たんだけど，何度か通っているうちに苦じゃなくなった」

と，ある患者さんに言われたことがありました．

コミュニケーションにはそうした力があると私は思っているんですよ．

熊倉 歯科医療もコミュニケーションを取り入れることで，未来の可能性が広がるという話ですね．

そうした精神疾患の患者さんへの介入は医科との連携が必須だと思います．

杉岡 医科や介護（福祉）との連携という意味では，「2025年問題」といわれている問題があります．あと10年後に今の団塊の世代が75歳の後期高齢者になって，日本は超高齢者の介護社会になっていくといわれています．

実際に今の在宅歯科医療の現場では，歯科医院で行われるような治療自体を行うことは難しい．この治療をこの患者さんにしていいのか，治療介入のタイミングなど，現場での問題になりつつあります．

たとえば，認知症の患者さんはいろいろな薬を服用している可能性がある．歯科としては歯を抜いたほうがいいと判断しても，主治医やほかの介護スタッフとの連絡・連携がしっかりしていないと踏み切れない場合があります．

そこで重要になってくるのは，最終的には患者さん本人だけでなく，患者さんのご家族や主治医や介護スタッフ，ケアマネ（ケアマネジャー）さんなどの地域の担当者とのラポールです．

つまり，超高齢社会で行われる医療の現場では，歯科医師のコミュニケーション能力が重要になってくると感じています．

熊倉 ということは，歯科はこれまで以上に，医療のなかで貢献できるフィールドが増えていきますね．

杉岡 もちろん，超高齢社会のなかで，在宅で寝たきりの患者さんに対しての歯科のサービスを提供することも大切です．しかし，それ以上に，寝たきりや介護されるという状態の患者さんをつくらないということに関わることで歯科の可能性が広がると感じています．

熊倉 元気なうちにかかりつけの歯科医院をみつけて定期的に通うことも大切ですね．

杉岡 本文中にも書きましたが，歯科医院に来院される患者さんが健康な口腔内の状態を維持できるということは，その人が何を食べるかということにも関係します．

「食べることは生きること」です．そして，「食べる」ことは生きるための大きなモチベーションになります．

「食べる」ということに対しては歯科がもっとも関われる分野ではないかと思います．

少々大げさかもしれませんが，日本の医療を変えていくのは歯科からかもしれません．

今後の歯科医療アプローチが国民の医療費の削減につながる可能性があると思っています．

熊倉 健康な高齢者が増えていくことで介護の問題の解消にも役立ち

ますね.

そうなると, やはり元気なうちに歯や口腔内の環境を常に健康に保っておく習慣を広めたいですね.

杉岡 そうですね.

歯の疾患は生活習慣病です. ということは患者さんの日常を知らなければ医療者として介入できないということが今後ますます増えていくと思います.

歯の磨き方だけではなく, 食習慣や生活習慣といった観点からもアドバイスができるようになるといいなと思っています.

これからはさまざまな業種の人との連携が必要となってきますよね.

だからこそのコミュニケーションです.

熊倉 これから未来に向けての歯科の可能性をますます感じますね.

ありがとうございました.

参考文献

1. 堀井　恵，堀口　紫著：人を理解し，人を動かす，NLP- 成功を手に入れるために NLP 理論を使いこなす．河出書房新社，東京，2011.
2. 堀井　恵著：子供，親子，夫婦の問題を解決する - 家族のための NLP．東洋出版，東京，1999.
3. 岸見一郎，古賀史健著：嫌われる勇気 - 自己啓発の源流「アドラー」の教え．ダイヤモンド社，東京，2013.
4. 梅本和比古著：面白いほどよくわかる！NLP の本．西東社，東京，2011.
5. 加藤聖龍著：たった今から人生を変える　NLP の法則．リベラル社，名古屋，2013.
6. ロバート・ディルツ著，田近秀敏監修，佐藤志緒訳：天才達の NLP 戦略．VOICE，東京．2008.
7. リチャード・バンドラー著，ジョン・グリンダー著，トマス・コンドン監訳ほか：魔術の構造．亀田ブックサービス，新潟．2000.
8. 伊藤孝訓：クリニカル身近な臨床・これからの歯科医のための臨床講座（77）医療行動科学を基盤とした歯科医療面接 - 日常の患者対応を振り返って．日歯医師会誌 68（7），691-696，2015，10.
9. 松島直也著：NLP のことがよくわかり使える本．明日香出版社，東京，2013.
10. ジョセフ・オコナー，ジョン・セイモア著，橋本敦生訳：NLP のすすめ　優れた生き方へ道を開く新しい心理学．チーム医療，東京，1994.
11. 山崎啓支著，サノマリアほか：マンガでやさしくわかる NLP．日本能率協会マネジメントセンター，東京，2012.
12. 浦　登記著，白石由利奈監修：一番やさしく NLP のことがわかる本．日本実業社出版社，東京，2010.
13. 水木さとみ著：心理セラピストが贈る魔法のコミュニケーション．クインテッセンス出版，東京，2008.
14. 山崎啓支著：実務入門 NLP の基本がわかる本（実務入門）．日本能率協会マネジメントセンター，東京，2007.
15. 山崎啓支著：マンガでやさしくわかる NLP コミュニケーション．日本能率協会マネジメントセンター，東京，2013.
16. 千葉英介著：心の動きが手にとるようにわかる NLP 理論．明日香出版社，東京，2003.
17. ショーン・エイカー著，高橋由紀子翻訳：幸福優位 7 つの法則．徳間書店，東京，2011.
18. 大野純一著：では，予防歯科の話をしようか - マーロウ先生の北欧流レッスン．医歯薬出版，東京，2010.

19. 尾谷幸治，大野純一著：患者はなぜあなたの話を聞かないのか？－メディカル・ダイアローグ入門．医歯薬出版，東京，2014.
20. 内閣府：障害者白書　平成 26 年版．勝美印刷，東京，2014.
21. the others are inside you, "Ingenioren"（De andr er inden I dig）
https://ing.dk/artikel/de-andre-er-inden-i-dig-59449
22. E Bruce Goldstein：Sensation and Perception　6th Edition．Wadsworth，2002.
23. ジャコモ・リゾラッティ，コラド・シニガリア著：ミラーニューロン．紀伊國屋書店，東京，2009.
24. エドワード・ホール著，日高敏隆，佐藤信行共訳：かくれた次元．みすず書房，東京，1970.
25. 水木さとみ著：マンガで学べるパワーアップ！デンタル・コミュニケーション-コミュニケーション下手から脱出できるテクニックとノウハウ（歯科衛生士臨床のための Quint Study Club 知っておきたい知識編）．クインテッセンス出版，東京，2009.

あとがき

　最後までお読みいただきありがとうございました．どのような感想をお持ちでしょうか．

　私たちは歯科診療のなかで，実際に使えるコミュニケーションの実践書としてこの本をまとめました．
　著者の1人，杉岡英明先生は現役の歯科医師です．臨床にコミュケーションを取り入れて独自の診療を行っている少々個性的な歯科医師です．杉岡先生が行ってきた臨床経験をベースにして，背景にある理論や効果性などを文章にしたのがもう1人の著者である私，熊倉です．

　私は普段は人財開発の仕事をしています．人のメンタルや人間関係を扱うことも多いのですが，組織であれ，個人であれ，仕事をしていて発生するトラブルも，逆にクオリティの高い仕事も実はこうした心の在り方やコミュニケーションに原因があることがほとんどです．
　今回は歯科医療のなかのコミュニケーションについて，杉岡先生とともに本を書くという機会に恵まれました．

　正直に告白すると，かつて私は歯科医院が苦手でした．歯科医院はなるべく行きたくない場所であり，何年も避けていました．
　そのような私ですが，今は定期的に歯科医院に通っています．そして，次の予約が楽しみでもあるのです．

　私に心境の変化を起こしてくれた歯科医院は，とにかくよく話をしてくれます．治療の意図や薬剤の説明はもちろんのこと，こちらの不安や関心を先回りしてくれるちょっとした言葉がけが，患者である私に「安心感」と「信頼感」を与えてくれるのです．
　患者さんが感じる良い歯科医院というのは，治療技術が高いということと同様に，実は歯科医師や歯科衛生士さんの応対や言葉がけ，笑顔といったコミュニケーションスキルの違いが与える影響が大きいのです．

この本に書いたコミュニケーションのスキルはすべて，実際に臨床で使っている効果性の高いものばかりです．そして，その1つひとつは難しいものではありません．だからといって，明日からすぐにできるというものでもありませんが，相手の反応に意識を向けることで，だんだんとコツのようなものが飲み込めてきます．

　行動に移してみてこそのコミュニケーションです．少しずつでも「やってみる」ことを続けてください．

　1人の患者として，そしてコミュニケーションの大切さをお伝えする者として，次の予約が楽しみになるような歯科医院が日本中に増えることを切に願っています．

2016年7月

熊倉　百音子

【著者略歴】

杉岡　英明
（すぎおか　ひであき）

　　九州歯科大学卒業
　　医療法人 M. コラソン　ほほえみ歯科クリニック　理事長
　　https://hohoemi-dental.com
　　一般社団法人　日本発達支援サッカー協会（JDSFA）　代表理事
　　http://jdsfa.jp
　　日本スポーツ歯科医学会会員
　　歯科衛生士専門学校講師
　　公認心理師

熊倉　百音子
（くまくら　もとこ）

　　（株）クオリティ・アンド・バリュー代表取締役
　　http://www.qvc.co.jp/
　　立教大学大学院 21 世紀社会デザイン研究科修了
　　同社会デザイン研究所研究員
　　コラムニスト
　　医療系専門学校コミュニケーション学講師
　　公認心理師

誰も教えてくれなかった
患者さんの心をつかむ
デンタルコミュニケーションメソッド　ISBN978-4-263-44475-7

2016年7月15日　第1版第1刷発行
2022年12月20日　第1版第3刷発行

著　者　杉　岡　英　明
　　　　熊　倉　百音子
発行者　白　石　泰　夫
発行所　医歯薬出版株式会社

〒113-8612　東京都文京区本駒込 1-7-10
TEL．(03)5395-7638(編集)・7630(販売)
FAX．(03)5395-7639(編集)・7633(販売)
https://www.ishiyaku.co.jp/
郵便振替番号 00190-5-13816

乱丁，落丁の際はお取り替えいたします　　印刷・あづま堂印刷　製本・愛千製本所

© Ishiyaku Publishers, Inc., 2016. Printed in Japan

本書の複製権・翻訳権・翻案権・上映権・譲渡権・貸与権・公衆送信権（送信可能化権を含む）・口述権は，医歯薬出版(株)が保有します．
本書を無断で複製する行為（コピー，スキャン，デジタルデータ化など）は，「私的使用のための複製」などの著作権法上の限られた例外を除き禁じられています．また私的使用に該当する場合であっても，請負業者等の第三者に依頼し上記の行為を行うことは違法となります．

JCOPY ＜出版者著作権管理機構　委託出版物＞
本書をコピーやスキャン等により複製される場合は，そのつど事前に出版者著作権管理機構（電話 03-5244-5088，FAX 03-5244-5089，e-mail：info@jcopy.or.jp）の許諾を得てください．